AF457430

SUR QUELQUES POINTS

DE L'OPÉRATION

DE LA KÉLOTOMIE

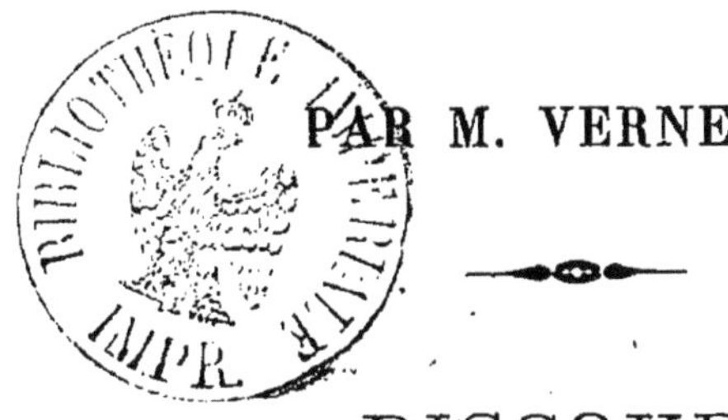

PAR M. VERNEUIL.

DISCOURS

PRONONCÉ A LA SOCIÉTÉ DE CHIRURGIE

dans les séances des 20 et 27 avril 1861.

PARIS

TYPOGRAPHIE DE HENRI PLON

IMPRIMEUR DE L'EMPEREUR

RUE GARANCIÈRE, 8.

1861

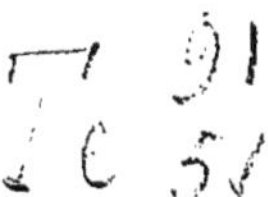

SUR QUELQUES POINTS

DE

L'OPÉRATION DE LA KÉLOTOMIE.

Je me propose d'examiner deux points seulement du débat, qui menace de s'étendre beaucoup et de comprendre toute l'histoire de la hernie étranglée.

Lorsque l'intestin est mis à découvert, faut-il oui ou non l'attirer après le débridement? Je réponds par l'affirmative. En 1839, M. Velpeau disait : *J'ai maintenant abandonné cette pratique* (*Nouveaux éléments de médecine opératoire*, t. IV, p. 93). Ce qui indique qu'auparavant il y avait recours comme tout le monde. Dans la dernière séance, notre collègue nous a dit qu'il ne faisait plus de cette abstention une règle absolue, et que parfois il attirait l'intestin; il nous a donné le résumé succinct de sa pratique.

Notre éminent confrère pense donc qu'il faut encore s'abstenir d'attirer l'intestin :

1° Quand il n'y a aucune apparence de gangrène;

2° Quand il n'existe pas de perforation;

3° Enfin, quand l'intestin paraît parfaitement sain.

Voilà des indications précises; mais je crois que la réunion de toutes ces conditions est rare dans la hernie étranglée. Je reconnais que la gangrène et les perforations sont peu communes, mais j'affirme, en revanche, qu'il est exceptionnel de rencontrer, au moment de l'opération, l'intestin *parfaitement sain*. En conséquence, l'abstention préconisée par M. Velpeau sera rarement indiquée. Je vais plus loin, et je dis que les apparences sont infiniment trompeuses, et qu'un intestin qui paraît absolument sain est quelquefois profondément altéré, sans qu'on puisse le prévoir avant l'examen direct du point qui a supporté la constriction. Et ceci n'est point une assertion banale : des exemples concluants ont été cités dans le cours même de cette discussion. M. Broca opère une hernie ; l'intestin semble en très-bon état, il allait réduire sans examiner le point strangulé, cependant il se ravise, explore et trouve une petite perforation. J'opère une hernie crurale ; l'intestin me paraît si peu malade, que je regrette de n'avoir pas temporisé ; je n'attire point l'anse herniée, je la réduis ; quelques minutes après, elle crève dans l'abdomen : péritotonite foudroyante. Voilà des faits sans réplique. Il est donc impossible d'affirmer qu'un intestin est parfaitement sain, lorsqu'on n'a examiné que la partie saillante de l'anse et qu'on a négligé de regarder le point étranglé lui-même ; on ne peut apprécier l'état de ce dernier, qu'en attirant l'intestin. Pour moi donc cette manœuvre est indispensable.

M. Velpeau disait encore qu'il n'y avait pas grand danger à s'abstenir. Mon observation, fût-elle unique dans son genre, démontrerait le contraire. Mais je suppose qu'il y ait section complète ou incomplète de l'intestin, notre collègue ajoute qu'il est également périlleux de l'attirer au dehors et de le réduire ; car si on l'attire, on peut agrandir la section ou la compléter, et si on le réduit, on s'expose à l'épanchement stercoral consécutif. Ceci est vrai, mais ne constitue pas une solution pratique ; or de deux maux il faut élire le moindre. Remarquez d'ailleurs que, s'il est un point qui exige impérieusement un plan solidement arrêté d'avance, c'est sans contredit celui-là ; on tient entre ses mains la vie de l'opéré, et l'hésitation n'est pas permise. Si on fait fausse route, le malade peut succomber en quelques heures ; c'est ce qu'il ne faut jamais perdre de vue.

Pesons donc comparativement les dangers inhérents aux deux pratiques : ou l'intestin est sain, ou il ne l'est pas ; s'il est sain, une traction modérée, méthodique, exécutée avec douceur, et après un débridement convenable, ne me paraît avoir *aucun inconvénient*. Mais s'il est ramolli, s'il est incomplétement coupé, de manière qu'une seule ou deux des tuniques résistent encore, on dit que la traction de l'intestin sera nuisible, car dans ces conditions il faut très-peu de chose pour le déchirer ; et s'il existe déjà une petite perforation, on l'agrandira. On peut répondre que si l'intestin offre les états pathologiques sus-énoncés, il ne peut être considéré comme sain, et si la traction doit séance tenante amener la rupture, ce sera tant mieux, car elle se fera à l'extérieur, sous les yeux du chirurgien, qui pourra y remédier sur-le-champ par des moyens efficaces.

Le danger consiste, précisément, à réduire un intestin endommagé, parce que sa déchirure est imminente pendant des jours et des semaines entiers. Cette déchirure tardive n'amène pas toujours la mort, c'est vrai, mais elle l'occasionne trop souvent encore ; et si la guérison survient, le bon vouloir de la nature en fait seul les frais.

Si on soupçonne, dit M. Velpeau, une altération de l'intestin, et si l'on redoute une rupture immédiate ou prochaine, on réduit tout doucement l'intestin, de façon qu'il reste près de l'anneau. S'il se déchire à l'instant même, on ne lui donne pas le temps de se retirer, on le saisit avec des pinces, et on le ramène au dehors : c'est là un conseil sage, mais je crains bien qu'il ne présente des difficultés d'exécution au lit du malade.

On dit encore qu'en attirant l'intestin, on s'expose à détruire les adhérences qu'il a contractées au voisinage de l'anneau, et qui préviendraient au besoin l'épanchement stercoral dans le cas de rupture consécutive de l'anse herniée. Mais on oublie que ces adhérences sont précisément détruites par la réduction ; l'objection reste donc sans valeur.

J'en resterais là, si M. Velpeau était seul de son opinion. Malgré son immense autorité, il ne pourrait faire prévaloir son sentiment contre l'avis unanime et contraire de tous les autres chirurgiens ; mais il a trouvé des adhérents dans cette enceinte et au dehors. Je crois devoir suivre ces derniers, et combattre par tous les moyens scientifiques une doctrine que je crois défectueuse, et qui peut conduire les praticiens dans une mauvaise voie.

J'ai déjà dit que Philippe Boyer avait presque tout à fait renoncé à attirer l'intestin au dehors ; ceci s'explique jusqu'à un certain point, car il opérait de très-bonne heure, et lorsque l'intestin n'était altéré ni par la durée de l'étranglement ni par les effets d'un taxis prolongé. En se plaçant même dans ces conditions, on ne peut rejeter la traction de l'intestin, car nous savons que dans la hernie crurale, par exemple, l'intestin peut être coupé en quelques heures, et puis, soit dans les hôpitaux, soit dans la ville, on est souvent obligé d'opérer tard, parce que les malades et leurs médecins temporisent plus qu'il ne conviendrait.

Mais voici venir un dissident qui pourrait peser fortement dans la balance : c'est M. Malgaigne, que ses longues études rendent si compétent dans la question des hernies en particulier. Il faut que je sois trois fois convaincu pour combattre une autorité aussi imposante, et que je tiens d'ailleurs en si grande estime. D'un autre côté, une assertion émanée d'une telle source a si grande chance de faire loi qu'on doit la critiquer d'autant plus soigneusement si elle paraît contraire à la prudence.

Dans la dernière édition du *Manuel de médecine opératoire* (1861), le précepte d'attirer l'intestin est tout à fait passé sous silence. Le livre sert de guide à un grand nombre d'élèves et de médecins. L'omission serait donc sérieuse si elle tenait à un oubli ; mais dans une autre publication, rédigée d'après l'enseignement oral du savant professeur, on trouve un passage qui lève tous les doutes.

« Quand l'intestin, dit M. Malgaigne, est ainsi accessible à l'œil, » quelques chirurgiens disent qu'il faut l'attirer au dehors pour voir » dans quel état il se trouve ; pratique funeste et dangereuse à la- » quelle, hâtons-nous de le dire, on a généralement renoncé. En » effet, quelle utilité à tirer ainsi l'intestin au dehors au risque de le » rompre ? Ne l'attirez donc pas quand vous ne verrez ni ulcération » intestinale ni ulcération dans le sac. » (*Moniteur des hôpitaux*, 1er février 1855, 26e leçon sur les hernies, cours à la Faculté, 1854, publié par M. le docteur Doumic.)

M. Malgaigne n'est pas de ceux qui prêchent dans le désert ; si ses auditeurs ont pris au pied de la lettre le passage précédent, c'est par centaines qu'il faut compter les praticiens qui négligeront désormais d'attirer l'intestin au dehors. Il n'est donc pas sans importance de leur dire contradictoirement qu'ils s'exposent par là à des mécomptes graves. Si M. Malgaigne prenait encore part à nos travaux, et je regrette bien vivement qu'il en soit autrement, peut-être accepterait-il les arguments que j'ai accumulés déjà en faveur de la manœuvre classique. Je lui dirais d'ailleurs que ce n'est pas *quelques chirurgiens*, mais bien la presque totalité des auteurs et des praticiens qui ont recommandé et recommandent encore d'attirer l'intestin, et que si on comptait les autorités des deux côtés le nombre serait en faveur du précepte.

A la vérité, comme nous le verrons plus loin, l'opposition de M. Malgaigne est plus apparente que réelle, car à la place du précepte qu'il rejette, notre grand maître nous recommande un expédient qui remplit à la rigueur le même but.

Je rencontre encore dans le camp des opposants M. Jarjavay, professeur d'anatomie de la Faculté, qui propose une restriction au principe que je défends, et cela dans un cas où plus que dans tout autre son observation me semble indispensable. M. Jarjavay conseille, en effet, de ne point attirer l'intestin dans les entérocèles crurales de petit volume où l'intestin est tellement serré par un anneau tranchant qu'il garde longtemps, toujours peut-être, l'empreinte indélébile de l'étranglement violent qu'il a subi.

Dans des circonstances semblables quelques heures suffisent pour couper les tuniques intestinales en totalité ou en partie, alors que le reste de l'anse herniée paraît tout à fait indemne, de sorte que l'opération, même la plus précoce, ne met point à l'abri de l'épanchement stercoral ultérieur. C'est alors qu'il est urgent d'examiner le point étranglé. J'ai donc été fort surpris d'entendre M. Jarjavay recommander la réduction simple, et les motifs qu'il allègue m'ont paru peu satisfaisants : d'abord, il pense hypothétiquement que plus d'une fois des perforations nées dans ces conditions ont été méconnues et réduites par le chirurgien, qui ne soupçonnait pas leur existence. Cette supposition, tout à fait gratuite, ne peut en rien compter dans le débat. Puis, ajoute M. Jarjavay, ces perforations sont très-difficiles à apercevoir au fond du sillon étroit et profond tracé sur l'intestin par l'anneau tranchant ; pour les distinguer, il faudrait déplisser ce sillon, ce qui serait dangereux.

Mais si ces pertuis sont si malaisés à découvrir, c'est une raison de plus, ce me semble, pour attirer l'intestin. Sur la foi de cette prétendue difficulté de constater les perforations, notre collègue préfère ne pas les chercher et réduire ; mais de ce qu'on n'a pas voulu reconnaître l'imminence du péril, s'en croit-on à l'abri? Point du tout; on reporte dans l'abdomen un intestin dont la lésion a deux chances pour une d'amener la mort :

1° Par perforation et épanchement stercoral ;

2° Par rétrécissement permanent qui empêchera le rétablissement du cours des matières.

M. Jarjavay cite une observation qui n'est pas de nature à faire beaucoup de prosélytes à cette pratique : une hernie crurale est opérée ; la constriction est extrême ; une petite perforation existe sans doute au fond du sillon ; on réduit, tout se passe bien pendant quatre ou cinq heures ; alors survient une péritonite foudroyante qui accomplit son œuvre en moins de deux heures. A la vérité, on avait administré après l'opération un purgatif, et c'est lui qu'on accuse d'avoir provoqué l'issue funeste. Or je crois qu'en son absence les fluides et les gaz contenus dans le bout supérieur et retenus par le rétrécissement de l'intestin auraient rempli le rôle qu'on attribue au médicament.

L'analyse de ce fait montre que la catastrophe est due à l'épanchement stercoral ; que celui-ci reconnaît pour cause la perforation et non le purgatif ; que cette perforation a été funeste parce que l'intestin a été réduit, et que ce dernier aurait dû être fixé au dehors, d'abord parce qu'il était percé, ensuite parce qu'il conservait un rétrécissement à la suite de la constriction très-violente qu'il avait supportée.

Ce rétrécissement à lui seul, et même sans perforation complète, constitue une contre-indication formelle à la réduction, car, reporté dans le ventre, l'intestin est très-enclin à se rompre si le point serré est trop affaibli pour supporter la distension ultérieure par les matières intestinales, distension inévitable et qu'il faut même espérer, car sans cela la rétention continuerait avec ses suites fatales.

J'en conclus que, si dans des cas semblables quelque chose doit être proscrit d'une manière absolue, c'est la réduction incertaine et non le purgatif, qui remplit après l'opération une indication fort utile.

Et à ce propos, je reviendrai brièvement sur un conseil donné par M. Bauchet dans les remarques qui suivent son intéressante observation. Je félicite d'abord notre collègue de nous avoir fait connaître un fait malheureux plus instructif que ne le serait un succès ; mais je n'approuve pas la conduite qu'il se propose de suivre à l'avenir en présence d'une perforation limitée de l'intestin. « Je passerais, dit-il, » un fil dans le mésentère... je réduirais l'intestin... Puis, loin de » provoquer les garde-robes par les purgatifs (ce qui me paraît en ce » cas une mauvaise pratique), je donnerais à l'intérieur des opiacés » soit par la bouche, soit en lavements. »

Je ferai remarquer à M. Bauchet que l'usage des opiacés aurait cet inconvénient très-sérieux de provoquer la constipation, et de laisser stagner dans l'intestin distendu et demi-paralysé des gaz et des liquides très-délétères, à l'absorption et à la rétention desquels sont dus en grande partie ces accidents adynamiques, ces symptômes d'infection générale qui accompagnent si souvent les obstructions intestinales et l'étranglement herniaire en particulier. Que dans les perforations intra-abdominales plus ou moins spontanées et soustraites à l'œil aussi bien qu'à la main, on tente l'usage des narcotiques à haute dose, rien de mieux, car on n'a pas d'autre ressource; mais ici on a de meilleurs moyens ; il faut, puisqu'on le peut, satisfaire à l'indication si urgente de vider l'intestin. Et l'établissement de l'anus contre-nature remplit parfaitement le but.

Récapitulons, pour nous résumer, les trois cas qui se présentent dans la pratique :

1° L'intestin peut être sain en apparence; ce cas est rare.

2° Il est plus ou moins profondément altéré, rouge, livide, tuméfié, toutefois sans apparence de perforation ni de gangrène.

3° Il est perforé ou gangrené.

Nul doute que dans les deux premiers cas il ne faille attirer l'intestin, si l'on accepte les arguments que je viens d'exposer. Le troisième est plus embarrassant, car les avis sont loin d'être concordants. L'intestin présente une perforation, ou une tache gangréneuse, ou une gangrène confirmée avec affaissement des parois et une large brèche, en un mot, des lésions telles qu'on croit utile de retenir l'intestin au dehors et d'établir d'emblée un anus contre nature. Convient-il d'attirer l'anse herniée? Les anciens chirurgiens le faisaient pour s'assurer de l'état des parties non-seulement au niveau de l'anneau, mais encore au-dessus de cet anneau. Déjà dans le cours de la discussion quelques-uns de nos collègues se sont incidemment prononcés pour une pratique contraire. Si on abandonne l'intestin dans la plaie, et si l'on confie à la nature le soin de réparer les désordres causés par l'étranglement, il est inutile, suivant eux, d'attirer le viscère, et ceci même peut être nuisible en détruisant les adhérences salutaires qui le maintiennent collé à l'anneau.

Cette objection, tirée du respect des adhérences, a sa valeur; c'est la seule qu'on puisse opposer au précepte si important de l'examen du point étranglé; elle serait sans réplique et jugerait la question si on adoptait toujours la formation de l'anus contre nature dans le cas de gangrène grande ou petite. Mais le traitement de cet accident renferme un certain nombre de méthodes et de procédés dont l'exécution ne ménage nullement les adhérences en question. Ainsi on les détruit toutes les fois qu'on reporte l'intestin dans le ventre après avoir fait la suture, l'invagination ou la fixation de l'anse herniée à l'aide du fil passé dans le mésentère ou à travers les lèvres de la plaie. Dès lors, je ne vois pas pourquoi ceux qui adoptent la réduction n'examineraient pas préalablement le point strangulé.

Cette inspection, même dans le cas présent, est fort utile, et voici pourquoi : si l'état d'intégrité apparente de l'anse herniée n'indique pas d'une manière précise l'état du collet, à plus forte raison la présence d'une perforation, d'une plaque mortifiée, siégeant sur la partie saillante de l'anse, n'exclut pas davantage le soupçon d'une altération concomitante grave portant au niveau de l'agent constricteur. Tout le monde est d'accord pour reconnaître la nature très-différente des perforations inflammatoires ou gangréneuses et de ces sections linéaires complètes ou incomplètes que l'anneau fibreux, agissant comme une ligature, fait subir à l'intestin; dès lors rien n'empêche qu'une anse étranglée ne soit à la fois sphacélée à son sommet et sectionnée à son pédicule. Je suppose donc qu'on reconnaisse en mettant l'intestin à nu une de ces perforations très-petites dont parle M. Velpeau, ou qu'on ait eu le malheur de blesser involontairement l'intestin, il faudra nonobstant explorer la partie herniée tout entière, car si on se contentait de prendre des précautions contre la solution de continuité superficielle et qu'on négligeât l'ulcération profonde, celle-ci, reportée dans le ventre, pourrait fort bien s'y rompre et amener la mort.

Ceci n'est point une hypothèse faite à plaisir pour les besoins de la cause, et sans aller plus loin je trouve dans l'ouvrage de M. Velpeau lui-même un fait qui la démontre de la manière la plus péremptoire (*Élém. de méd. opérat.*, t. IV, p. 94) : « Notre collègue opéra en 1824, » à l'hôpital de perfectionnement, une femme de cinquante-cinq ans. » L'étranglement datait de quarante heures. Après avoir débridé, il » réduisit l'intestin, à l'exception de la partie la plus saillante, qui » était gangrenée, et il arrêta l'ouverture dans l'anneau. La malade » succomba le surlendemain. Le contour organique qui avait supporté » la constriction offrait l'ulcération susindiquée, et il existait près de » son bord mésentérique une perforation par où les matières s'étaient » épanchées dans le ventre. »

Ce fait, qui milite contre la réduction même partielle d'une anse altérée et qui plaide en faveur de la formation immédiate de l'anus contre nature, montre également combien il est indispensable d'examiner soigneusement toute l'étendue des parties étranglées.

En résumé, je ne vois guère qu'une circonstance dans laquelle on puisse à la rigueur se dispenser d'attirer l'intestin : c'est lorsqu'on retient, gangrenée ou non, toute l'anse herniée. Mais alors, comme je propose de le démontrer plus tard, la prudence veut qu'on fixe solidement les deux bouts dans la plaie. C'est pourquoi on sera souvent encore dans l'obligation d'entraîner plus ou moins ces bouts en dehors, moins pour les explorer que pour placer les fils sur une portion assez saine pour en supporter l'action. Cette manœuvre sera quelquefois nécessaire même pour passer la simple anse de fil ciré à travers le pli fait au mésentère.

La traction de l'intestin, après le débridement, ne souffre donc guère d'exceptions. A la vérité, on pourrait invoquer, pour en restreindre l'emploi, deux arguments dont j'ai réservé l'examen pour la fin. Le premier est tiré de succès nombreux qu'on dit avoir obtenus par la méthode de J. L. Petit, c'est-à-dire par la réduction sans ouverture du sac. Incessamment rejetée, cette méthode renaît incessamment, et les chirurgiens anglais la préconisent vivement en ce moment même pour la hernie crurale. Ils fournissent à son appui des statistiques portant sur des nombres assez imposants. Je ne veux pas introduire ici ce nouvel élément de controverse dans une discussion qui menace déjà d'être confuse, et j'aimerais mieux voir ce point devenir l'objet d'un débat distinct. Cependant, je ne puis m'empêcher de reconnaître que si des guérisons nombreuses sont obtenues lorsqu'on ménage le sac, l'examen direct du point strangulé n'a pas toute l'importance que je suis porté à lui accorder. Dans ce cas, il suffit de prouver l'inutilité de l'inspection directe du collet, et le précepte d'attirer l'intestin tombera de lui-même. L'abandon du but entraînera naturellement l'abandon du moyen ; mais en attendant cette démonstration, je crois devoir persister.

Le second argument est plus spécieux, je dirai même assez valable. Nous avons vu plus haut ce que pense M. Malgaigne du conseil d'attirer l'intestin. L'arrêt de proscription qu'il prononce repose sur une base assez solide. Ce très-savant chirurgien préconise fortement dans l'opération de la kélotomie une modification au procédé généralement adopté, modification déjà anciennement proposée et qui consiste à faire les incisions cutanées directement au niveau du siége de l'étranglement, afin d'arriver à ce siége par le plus court chemin. Au lieu de mettre à nu, comme on le fait généralement, le corps de la hernie, ce qui implique le débridement profond fait à l'aveugle à l'aide du bistouri conduit loin de l'œil sur la pulpe du doigt ou sur la cannelure de divers instruments plus ou moins protecteurs, M. Malgaigne veut qu'on incise l'anneau constricteur à ciel ouvert, à petits coups et de dehors en dedans. On aperçoit alors au grand jour la rainure circulaire creusée sur l'intestin, dont la transparence du péritoine permet déjà d'observer l'état. En opérant ainsi, l'exploration directe du collet est évidemment possible sans traction et sans déplacement notable de l'anse herniée : donc le but est rempli, et il devient superflu d'attirer l'intestin.

Sur ce nouveau terrain la conciliation devient possible, et je puis dire à mes honorables contradicteurs : Il me faut un moyen quelconque de voir ce qui se passe au niveau de l'étranglement ; faute de mieux j'attirais l'intestin au dehors. Cette manœuvre a des inconvénients que vous avez exagérés, à mon avis, mais que j'admets cependant dans certaines limites. Vous m'offrez à la place un procédé qui rend la traction inutile et qui remplit l'indication que je considère comme formelle, j'accepte provisoirement votre procédé sous bénéfice d'inventaire. Je fais mes réserves, car peut-être n'est-il pas indifférent, dans les hernies inguinales, par exemple, dont le collet est très-élevé, de débrider sous la peau loin de l'embouchure externe de la plaie, ou d'entailler toute la paroi antérieure du canal inguinal, pour mettre à découvert l'agent constricteur. Peut-être encore, dans certaines hernies crurales, n'arrivera-t-on jamais à atteindre avec l'œil le pourtour de l'orifice qui étrangle, etc. Mais ceci devrait être discuté dans un paragraphe à part.

La controverse ne porte de fruits sérieux que lorsqu'elle conduit à des conclusions quelque peu précises, sinon définitives. En supposant qu'ils le puissent, les praticiens ne se décideront peut-être pas à méditer longuement et sur documents écrits le pour et le contre, comme nous venons de le faire. D'ailleurs la kélotomie n'est pas une de ces opérations qu'on puisse interrompre pour courir à ses livres et s'enfermer dans son cabinet. Il faut donc des solutions courtes, faciles à retenir, préparées à l'avance et qui dirigent hardiment la main. Je vais donc formuler quelques propositions ne renfermant à coup sûr rien de neuf, mais qui, répétées encore une fois et recevant votre assentiment général, raffermiront une règle opératoire qu'on essaye mal à propos de détruire.

Je débute par une règle qui est pour moi un axiome applicable à toutes les opérations de hernie étranglée.

Toute portion d'intestin qui est reportée dans l'abdomen doit être au préalable soumise à l'exploration directe par la vue.

1° Si donc, au terme d'une kélotomie, la réduction paraît au premier coup d'œil indiquée, il faut avant d'y procéder faire l'examen du point circonscrit qui a supporté la constriction, car son intégrité ne saurait nullement se déduire des apparences plus ou moins normales qu'offre la portion libre de l'anse herniée.

2° Ce précepte ne me paraît pas admettre d'exception, mais il est plus indispensable que jamais quand la hernie est crurale ou congénitale, de petit volume, formée par l'intestin seul et serrée par un étroit anneau ; il faudrait l'observer alors même que l'étranglement ne daterait que de quelques heures.

3° Si l'intestin est altéré à ce point que l'on juge d'emblée la réduction impossible et la formation d'un anus contre nature inévitable, on pourra quelquefois se dispenser d'examiner directement le point strangulé, à la condition qu'on retienne dans la plaie, avec ou sans excision, la totalité de l'anse herniée.

4° L'exception n'existerait plus si on ne retenait au dehors qu'une partie de cette anse, et si on en réduisait une autre partie ; car alors, en négligeant le précepte, on enfreindrait l'axiome absolu inscrit plus haut.

5° L'inspection *de visu* du point soumis à la constriction se réalise de deux manières :

A. Par des tractions exercées sur l'intestin dans le but d'amener à la vue le pédicule de l'anse étranglée.

B. Par une disposition telle des incisions cutanées, qu'elles mettent à découvert l'agent constricteur lui-même. Celui-ci incisé, le simple écartement des lèvres de la plaie permet l'examen en question.

6° Ces deux modes présentent des avantages et des inconvénients respectifs ; mais leur adoption ou leur rejet sont tout à fait subordonnés au choix qu'on fera, dans la kélotomie, entre le procédé ancien et le procédé à ciel ouvert. Il faut donc s'abstenir de toute exclusion jusqu'à prééminence démontrée de l'un des deux procédés sur l'autre.

7° Quel que soit celui des deux qui l'emporte, l'examen du point strangulé devra toujours rester un des temps essentiels de l'opération de la hernie étranglée.

J'aborde maintenant la question des perforations, et, pour simplifier, je ne m'occuperai que de celles qui n'offrent que des dimensions restreintes, 5 à 6 millimètres au maximum. Est-il permis de réduire l'intestin qui les présente, sans se préoccuper des accidents ultérieurs qui peuvent survenir, et sans prendre de précautions spéciales contre l'épanchement stercoral ?

Si je récapitulais ce qui a été dit jusqu'à présent dans cette enceinte, vous seriez en général peu disposés à adopter cette conduite aventureuse, et vous chercheriez au contraire à en éviter les suites redoutables : ceux-ci par la suture perdue, ceux-là en fixant l'intestin par les procédés de Lapeyronie, de Verduc, de Palfin, etc. ; d'autres inclineraient vers la formation d'un anus contre nature : MM. Boinet, Chassaignac, Broca, Bauchet, Giraldès, Gosselin, Guérin, Huguier, Richet, ont parlé dans ce sens. Si donc on mettait la réduction aux voix, elle serait rejetée à la presque unanimité : c'est un accord imposant qu'il est bon de constater.

M'en rapportant aux écrits de 1839, j'avais attribué à M. Velpeau une doctrine tout opposée, qu'il semble, à la vérité, abandonner aujourd'hui. De plus, j'avais cru voir que cet éminent chirurgien poussait alors jusqu'à l'extrême la tendance à réduire l'intestin, avec les auteurs qui pensent que la réduction est un moyen efficace de conjurer une gangrène imminente.

M. Velpeau a jugé utile de s'expliquer dans une des dernières séances, et il m'a paru qu'il était aujourd'hui plus réservé qu'il y a vingt ans.

Permettez-moi de citer quelques courts passages de la deuxième édition des *Eléments de médecine opératoire*, t. IV, 1839.

Page 161 : « Les plaies, les perforations sans gangrène, dans une » hernie par exemple, guérissent le plus souvent sans l'intervention » d'aucune espèce de suture ; repoussé dans le ventre, l'intestin reste » derrière l'anneau..... » Notons que l'on ne mentionne point ici les dimensions des plaies ou des perforations qui laissent espérer la guérison.

A la page 105 nous lisons : « Du reste il est une foule d'altérations » dont la rentrée dans le ventre serait incontestablement le meilleur » remède : ainsi l'ulcération concentrique ne devra pas arrêter si » elle se borne à la membrane interne, ou même à la membrane » charnue si elle ne va pas jusqu'à perforer l'intestin.....»

Puis page 141 : « Si la mortification de l'intestin était bornée à la » tunique péritonéale ou ne s'étendait pas jusqu'à la membrane mu- » queuse, on pourrait, comme le recommande Desault, faire rentrer » les parties et attendre tout des ressources de l'organisme..... »

M. Velpeau, à la même époque, tout partisan qu'il était de la réduction quand même, reculait pourtant devant la gangrène de l'intestin : « La gangrène, disait-il, est l'accident qui s'oppose à toute » tentative de réduction ; mais il ne faut pas, ajoutait-il, s'en laisser » imposer par de fausses apparences..... »

Or vous savez que les caractères de la gangrène intestinale sont souvent douteux, et qu'il est très-difficile de préciser exactement le degré d'altération qui indique la cessation immédiate de la vie dans une anse étranglée. Certains chirurgiens se montrent, sous ce rapport, beaucoup plus difficiles à convaincre que d'autres. M. Velpeau est du nombre. Parmi les fausses apparences de la gangrène (page 106), il range la coloration brune, noirâtre, violacée, la séparation par petits lambeaux du péritoine, devenu rugueux et privé de son aspect lisse et humide, l'odeur fétide des matières fécales, donnée à tort comme caractéristique, et jusqu'à la coloration ardoisée, grise et cendrée.

D'après cela, on pourrait donc réduire sans hésitation un intestin offrant tous ces caractères, mais conservant sa forme arrondie et sa rénitence. Déjà même nous avons vu que la mortification superficielle, allant jusqu'à la muqueuse exclusivement, n'arrêtait pas M. Velpeau, qui avance encore que si l'existence de la gangrène est contestable, *la prudence* veut qu'on fasse rentrer l'intestin dans le ventre.

Comme, en suivant ces préceptes, M. Velpeau a obtenu des résultats satisfaisants dans ses opérations de hernies étranglées, on conçoit sans peine qu'il ne s'effraye guère des perforations et des ruptures intestinales qui peuvent se faire dans l'abdomen après la kélotomie, car ces complications, qui nous inspirent tant d'effroi, ont dû s'offrir bien souvent à son observation.

Cependant il est juste de dire que notre collègue n'ignorait pas les dangers que cette pratique pouvait entraîner ; d'autres passages du même livre en font foi.

Vous serez de mon avis, après avoir entendu le texte suivant :

« Tant que la tunique péritonéale est seule malade, que la mem-
» brane charnue n'est pas entièrement traversée, ou que la couche
» muqueuse conserve son épaisseur, on peut remettre le tout dans
» l'abdomen *sans danger ;* mais alors les plus grands ménagements
» seraient nécessaires, car ces diverses tuniques étant en même
» temps ramollies, la moindre traction en terminerait sur-le-champ
» la rupture, ainsi que je l'ai vu sur une femme opérée sous les yeux
» de M. Roux, et qui mourut le lendemain..... »

« MM. Lawrence et Roux, qui l'ont signalé avec plus d'insistance
» que Boyer, auraient pu ajouter que cette rainure va quelquefois jus-
» qu'à perforer en entier le tube intestinal, et à produire un épan-
» chement mortel dont on chercherait mal à propos l'origine dans une
» ulcération gangréneuse..... » Page 94.

A la page 163 sont signalés de nouveau les dangers de l'ulcération de l'intestin.

« Si, comme il arrive assez souvent, l'intestin était ulcéré, coupé
» en travers sur l'un de ses points, dans l'anneau, par exemple, la
» réduction offrirait peu de chances de guérison, et ne permettrait
» guère d'espérer l'établissement spontané d'un anus contre nature
» simple... Les adhérences peuvent à la vérité conjurer les accidents ;
» mais pour peu qu'elles tardent ou soient incomplètes, une certaine
» quantité de matière s'épanche dans les environs d'un abcès sterco-
» ral, d'où rupture dans le péritoine, ou dans quelque autre organe
» creux, ou dans l'épaisseur des parois de l'abdomen. » A l'appui trois faits sont cités, deux d'entre eux terminés par la mort ; dans le troisième, on parle d'un abcès stercoral, mais l'issue définitive n'est point indiquée.

Certes, quiconque lirait ces derniers passages sans avoir pris connaissance des premiers, frémirait, rien qu'à l'idée de reporter dans l'abdomen un intestin superficiellement mortifié ou ulcéré en partie ou en totalité au niveau de l'anneau constricteur.

Certes je ne reproche nullement à notre savant collègue d'avoir exposé le pour et le contre ; mais je m'étonne de l'absence de toutes conclusions.

Quand l'intestin est coupé, ulcéré incomplétement, perforé, blessé dans une petite étendue, superficiellement mortifié, réduisez, dit M. Velpeau, et confiez-vous à la nature. J'ai trouvé une anse intestinale perforée en trois endroits; un autre jour, j'ai eu le malheur d'ouvrir l'intestin dans l'étendue de huit lignes. Dans les deux cas j'ai réduit, et je n'ai pas eu d'accidents.

Si la gangrène est contestable, réduisez toujours. Voilà ce qu'on lit aux pages 161, 163, 105, 141.

Dès lors on a droit d'être surpris en lisant aux pages 94, 163 :

Que si l'on reporte dans le ventre l'intestin ulcéré, ramolli, réduit à sa membrane muqueuse, on aura peu de chances de guérison, car les adhérences pourront manquer, et l'épanchement stercoral pourra se faire dans le péritoine, dans un organe creux, dans le tissu cellulaire. J'ai observé, dit M. Velpeau, un cas de mort avec M. Florence, un autre avec M. Roux, un autre dans le service de M. Lherminier, un autre dans ma propre pratique, etc. Certes voilà de quoi causer de légitimes alarmes.

Entre les textes de 1839 et les préceptes que M. Velpeau a développés l'autre jour, il y a cependant une différence. Dans sa dernière allocution, notre collègue s'est appliqué à préciser les cas dans lesquels il était permis de tenter la réduction, savoir :

1° Quand les perforations sont très-petites ;

2° Quand l'intestin autour de la solution de continuité paraît tout à fait sain;

3° Quand on soupçonne que la hernie contient une portion de l'iléon très-rapprochée du jéjunum, à cause des dangers des anus contre nature situés près de l'estomac.

Voici des indications formelles. Voyons maintenant si elles étaient réalisées dans les faits de M. Velpeau. On peut admettre que l'intestin était à peu près sain dans le cas de perforation traumatique. L'étranglement en effet ne datait que de vingt-quatre heures, et j'accorde que les tuniques étaient à peu près normales autour de la plaie; mais celle-ci avait huit lignes d'étendue et son axe était parallèle à celui de l'intestin, circonstance qui, d'après les expériences faites sur les animaux, est favorable à l'écartement des lèvres. Une solution de continuité intestinale qui mesure huit lignes ne peut être considérée comme une perforation de petite dimension. Ce premier fait n'est donc pas conforme au premier précepte.

Dans les quatre autres cas, les perforations étaient petites, à la vérité ; mais, en revanche, elles étaient le plus souvent multiples. Deux fois on en comptait trois, situées à une petite distance les unes des autres; une fois il y en avait deux ; une fois la perforation était unique. C'était, nous dit M. Velpeau, une éraillure peut-être causée précisément par la traction exercée sur l'intestin par le chirurgien.

La condition de dimension restreinte ne faisait donc pas défaut dans les cas susdits. Mais l'intestin était-il réellement sain au pourtour des perforations? On l'énonce formellement dans l'observation publiée par M. Piachaud. Mais dans le premier cas, édité en 1839, il n'en était rien : car il est dit : « Une anse d'intestin grêle qui se voyait au fond » du sac avec une *teinte livide très-suspecte* conservait cependant as- » sez de fermeté pour éloigner l'idée de gangrène... Elle était ulcérée » en trois endroits. La pression faisait sortir les matières intestinales » par les trois ouvertures, qui étaient renversées en cul de poule, » distantes de deux à trois lignes l'une de l'autre, et situées sur la » partie convexe de l'intestin... »

Je me demande si l'on peut regarder comme tout à fait saine une anse intestinale qui présente une teinte livide très-suspecte, et qui est percée en plusieurs points dans un endroit où ne portait pas directement l'étranglement.

Les deux autres observations n'ont point été publiées *in extenso*. Nous ne pouvons donc savoir si l'intestin était plus sain que dans la précédente. Mais jusqu'à preuve du contraire, je croirai que l'existence d'une perforation spontanée, grande ou petite, suppose dans l'état des tuniques intestinales une altération sérieuse, inflammation, ramollissement, peu importe. La rougeur, l'injection manqueront peut-être; mais la perte de consistance est suffisante à mes yeux pour démontrer une grave lésion de tissus. C'est pourquoi, lorsqu'on me dit qu'une traction modérée faite sur un intestin a suffi pour l'érailler et le perforer, j'en conclus que cet intestin n'était pas dans son état normal, qu'il était préalablement ramolli, friable, et qu'il ne remplissait pas les conditions permettant la réduction d'après les préceptes posés par M. Velpeau lui-même.

Reportons-nous, Messieurs, à nos connaissances générales en anatomie pathologique, et rappelons-nous l'histoire des perforations spontanées. A l'estomac, à l'intestin grêle ou gros, nous observons souvent des ulcérations limitées, circonscrites, qui peuvent perforer toutes les tuniques et produire l'épanchement stercoral et la péritonite. A une très-petite distance de la circonférence du pertuis, les tuniques intestinales paraissent saines; direz-vous cependant que cet intestin est à l'état normal?

La cornée se perfore souvent dans un point, le reste de la membrane a conservé presque tous ses caractères physiologiques; dites-vous que la cornée est saine?

Le cœur, les artères se rompent. Vous pouvez quelquefois supposer, à la première vue, que la déchirure a porté sur une paroi saine;

regardez-y de plus près, et vous verrez l'infiltration graisseuse des fibres striées du cœur, l'altération athéromateuse des couches stratifiées des vaisseaux, etc.

La vessie, l'urèthre, en un mot les canaux et réservoirs muqueux se perforent-ils spontanément sans lésion primitive des tissus qui les composent ? Evidemment non. Pourquoi l'intestin, dans les hernies étranglées, ferait-il exception ?

Pour ma part, et quelles qu'aient été les apparences dans les cas cités par M. Velpeau, je reste convaincu que les parois intestinales étaient perforées parce que leur tissu était plus ou moins profondément altéré.

M. Velpeau craint l'établissement de l'anus contre nature siégeant au voisinage du jéjunum, et cela pour des raisons que vous connaissez tous ; cette crainte est tout à fait légitime. Elle l'enhardit à réduire la partie supérieure de l'iléon perforé. En supposant que je souscrive à cette conclusion, je ne vois dans aucun des cinq faits cités qu'on se soit enquis du siége précis de la perforation. Malgré les efforts très-louables de M. Laugier, la détermination du siége précis de l'étranglement reste entourée d'obscurité dans l'immense majorité des cas, et rien ne me prouve que cette détermination, faite d'avance par M. Velpeau, ait été un des motifs qui l'aient décidé à réduire dans les cinq cas en question.

Un mot en passant sur la formation de l'anus contre nature, dont M. Velpeau nous disait récemment qu'on avait parlé un peu légèrement. Il pense que c'est une ressource grave dont on doit se montrer sobre, parce qu'elle ne sauve pas toujours la vie, et présente des dangers intrinsèques. Je le veux bien ; mais enfin c'est une ressource qu'on doit choisir encore de préférence à d'autres méthodes moins sûres qui comptent pourtant de zélés partisans, je veux parler de l'entérorraphie.

Mais, dira-t-on, tous ces raisonnements ne sauraient détruire le résultat de la pratique que vous critiquez. M. Velpeau a rencontré cinq fois l'intestin perforé, cinq fois il a réduit ; les cinq malades ont guéri. Donc la réduction des intestins perforés est, en dépit de toutes les prévisions théoriques, beaucoup plus innocente qu'on ne le suppose ; donc vous avez tort d'appeler *succès malheureux* des résultats aussi favorables, et d'attaquer une règle qui n'a pas encore fourni d'exceptions entre les mains de son promoteur.

J'accorde qu'il y a là une série remarquable, mais comme elle pourrait contribuer à faire de l'innocuité des petites perforations intestinales un point de dogme à mon avis périlleux, je crois indispensable d'opposer à mon tour quelques faits capables d'atténuer, sinon de dissiper les illusions qui pourraient s'établir. Et d'abord, un des malades de M. Velpeau, d'après lui-même, a couru des dangers sérieux ; les matières fécales ont fini par se faire jour à travers la plaie extérieure.

M. Jarjavay réduit un intestin à la fois perforé et rétréci. Péritonite foudroyante quelques heures après. Le purgatif administré a peut-être accéléré l'accident ; mais je crois que sans lui le résultat aurait été identique, peut-être plus tardif, si l'on veut. Enfin, il y a eu perforation, réduction et mort.

M. Bauchet trouve une petite perforation ; il réduit ; tout va bien, jusqu'à un érysipèle qui enleva l'opérée. On dira qu'il y a eu coïncidence et que la malade est morte guérie. C'est l'érysipèle qui porte la faute. A la vérité, quand l'issue est funeste, il faut bien qu'on meure de quelque chose ; accusons donc l'érysipèle, si vous voulez, mais cherchons-en la cause. Le traumatisme et l'épidémie régnante suffisent, à la rigueur ; mais le petit épanchement stercoral qui existait au voisinage de l'anneau pourrait bien n'y être pas étranger ; car vous savez bien qu'un foyer profond, qu'une inflammation cachée, surtout si elle est de mauvaise nature, sont fort susceptibles de provoquer l'exanthème en question, qui n'est que secondaire et consécutif en pareil cas.

Laissons de côté, si vous voulez, les deux cas de M. Richet, puisqu'au moment de l'opération il n'y avait pas de perforation complète appréciable. Sans doute les tuniques internes étaient déjà coupées à l'époque de la réduction ; mais enfin la solution de continuité n'existait pas. Ces faits, d'ailleurs, ne compteraient que si on discutait l'abus de la réduction, et alors on en pourrait trouver de semblables par douzaines.

Laissons encore de côté l'observation de M. Broca et la mienne, puisque tous deux nous avons pris des précautions contre l'épanchement stercoral, et que cet épanchement n'a pas eu lieu. Ces deux faits prouvent le danger des petites perforations en général, quel que soit le traitement adopté, si on fait la réduction de l'anse blessée ; mais elles ne peuvent servir à combattre directement la doctrine de M. Velpeau.

Mais assez de critique directe et de réfutation personnelle. Qu'il me soit permis de raisonner quelque peu. On découvre l'intestin par l'opération ; il est médiocrement altéré ; il n'y a pas soupçon de gangrène, pas trace de perforation ; la couleur et la consistance laissent à désirer. On réduit ; la péritonite survient plus ou moins vite, et enlève le malade. On constate à l'autopsie une perforation par ramollissement, ou ulcération, ou gangrène. Nul besoin, je pense, de citer des faits particuliers.

Je suppose que dans une seconde opération nous soyons assisté par un confrère sagace, doué de la seconde vue ou redevable à son expérience d'un signe certain qui nous échappe encore, et à l'aide duquel il pourrait nous annoncer sûrement que l'intestin que nous sommes enclin à réduire se rompra infailliblement dans l'abdomen ; si le confrère nous inspirait une grande confiance, réduirions-nous? Evidemment non. Nous ne voudrions pas affronter les chances de l'épanchement stercoral.

Eh bien, voici ces chances toutes réalisées, les conditions de l'épanchement toutes préparées ; voici un intestin percé, et nous réduirions, et nous ferions devant une certitude ce que nous ne voudrions pas oser devant une éventualité. Est-ce logique?

A la vérité, on compte sur trois circonstances préservatrices :

1° La petitesse de la perforation ;
2° Le maintien de l'intestin réduit près de l'anneau ;
3° Enfin la formation des adhérences.

Examinons séparément ces trois espérances.

1° *Petitesse de la perforation.* Il n'est pas nécessaire de fouiller longtemps dans les livres pour trouver des faits nombreux qui démontrent qu'un pertuis très-étroit, de 1 à 2 millimètres, suffit amplement au passage des fluides intestinaux dans la cavité du péritoine. S'il se rencontrait des incrédules, je les renverrais à l'histoire de la péritonite, des contusions et plaies de l'abdomen, des morts tardives à la suite du taxis et de la kélotomie. Les faits cités dans le cours même de cette discussion les convaincraient que l'épanchement stercoral peut s'effectuer à travers des fissures presque imperceptibles de l'intestin.

On m'objectera sans doute les expériences faites sur les animaux. Certes, je considère qu'elles ont été très-utiles à la physiologie pathologique ; mais je les récuse formellement comme élément de pronostic applicable à l'homme. Je n'accepte pas davantage comme probantes les plaies par instrument piquant, accidentellement produites chez ce dernier. En effet, si, l'intestin restant dans le ventre, la plaie n'a pas été constatée *de visu*, et qu'elle ne donne naissance qu'à des symptômes douteux, elle ne peut servir à aucune démonstration complète. Si, toujours soustraite au regard, la perforation se révèle cependant par des symptômes pathognomoniques, tels que emphysème, selles sanguines, péritonite limitée, abcès stercoral, on ne peut arguër de là qu'elle est innocente, ni considérer comme un bienfait la retraite de l'intestin blessé dans l'intérieur du ventre; car dans ces conditions l'accident entraîne assez souvent la mort pour que le chirurgien qui présume l'existence d'une plaie intestinale par instrument piquant doive porter un pronostic très-réservé et concevoir beaucoup d'inquiétude.

Parmi les exemples qui me sont connus, permettez-moi de citer les deux suivants. Je les choisis parce que la perforation trouvée à l'autopsie était très-petite, qu'elle était d'origine traumatique, qu'elle portait donc sur un intestin tout à fait sain auparavant; qu'elle n'était point compliquée de plaie pariétale et du contact délétère de l'air atmosphérique sur le péritoine; parce qu'en un mot elle présentait toutes les conditions réputées si favorables à l'occlusion spontanée.

Un vieillard reçoit à six heures du soir un coup de pied dans le ventre : chute immédiate, vive douleur dans l'endroit frappé ; elle augmente sans cesse, malgré le traitement le plus énergique. La mort survient le lendemain dans l'après-midi, moins de vingt-quatre heures après l'accident. A l'ouverture du ventre, des gaz infects s'échappent en abondance et avec bruit. On trouve dans le flanc droit une grande quantité de liquides et de matières fécales délayées. Le côlon ascendant est percé d'un trou légèrement ovale d'un millimètre et demi environ de diamètre....

Un homme de cinquante ans reçoit un coup de pied de mulet dans le flanc droit : douleur d'abord supportable, qui va ensuite en augmentant. Quarante-huit heures après la mort survient. L'abdomen ouvert donne issue à une grande quantité de gaz. Péritonite à droite. Au-dessous du rein droit épanchement de matières fécales liquides. Le côlon ascendant présente une ouverture qui admettait un gros pois et faite comme à l'emporte-pièce. (*Annales de la chirurgie française et étrangère.* Molas, pag. 202, t. V, 1842.)

En supposant d'ailleurs que les perforations traumatiques très-petites puissent impunément être laissées en contact avec le péritoine, s'ensuivrait-il qu'il en fût de même des perforations très-petites également qu'on constate dans une opération de hernie étranglée? Nullement. En effet, les expériences nous ont appris que les petites plaies de l'intestin se fermaient temporairement du moins par la hernie de la muqueuse et par la contraction de la boutonnière musculaire accidentellement formée. Cette occlusion exige donc la conservation de la muqueuse, sa mobilité et la persistance de la contractilité musculaire. Retrouverons-nous ces propriétés protectrices dans la paroi intestinale congestionnée, enflammée, ramollie, distendue, parfois contuse ou infiltrée de sang ? Il est bien permis d'en douter. Ce point est digne d'une attention d'autant plus sérieuse qu'on pourrait être porté à assimiler aux perforations traumatiques ordinaires celles qui résultent d'un coup de bistouri malheureux pendant le cours d'une kélotomie.

Or, à mon sens, la légitimité d'une pareille assimilation ne serait plus possible, si la paroi de l'intestin s'éloignait beaucoup de ses conditions normales. J'en veux pour preuve la répugnance que les chirurgiens, Dupuytren entre autres, professent pour une manœuvre recommandée depuis Ambroise Paré (1). Je veux parler de la ponction de l'anse étranglée à l'aide d'une aiguille ou d'un très-petit trocart, ponction destinée à faciliter la réduction en donnant issue aux gaz qui distendent l'intestin. Certes on ne peut concevoir une perforation plus infime comme étendue, et cependant voyez ce qu'en disent les éditeurs de Sabatier.

« .....Mais on sent que la ponction d'un intestin enflammé, faite » avec une aiguille même acérée, doit souvent exposer à des inflam» mations dangereuses, à des épanchements de gaz, de liquides in» testinaux, biliaires, stercoraux et autres. » (Sabatier, *Médecine opératoire*, t. III, p. 568, éd. 1832.) La *Clinique* de Dupuytren (t. III, p. 621) reproduit les mêmes craintes dans les mêmes termes.

Et, en effet, on ne voit pas pourquoi la piqûre qui à l'extérieur donne issue aux gaz et aux fluides ne leur livrerait pas également passage après la réduction (2).

Autre argument. Pour que les petites dimensions de la perforation autorisent la réduction, c'est à la condition expresse que la plaie conserve de son étroitesse dans le ventre aussi bien qu'au dehors ; car si, ne présentant d'abord que deux ou trois millimètres d'étendue, elle était susceptible de s'agrandir plus tard et d'acquérir un ou deux centimètres, elle perdrait nécessairement le principal caractère sur lequel on fonde l'hypothèse de son innocuité.

---

(1) T. II, p. 107, Ed. Malgaigne. Ce n'était pas pour un cas d'étranglement herniaire. Paré réussit.

(2) Nous n'avons pas d'histoire complète de la paracentèse intestinale, quoique les matériaux ne fassent pas absolument défaut. Cette pratique est usitée en vétérinaire. — On l'a mise en usage chez l'homme, et dans les hernies, et dans les rétentions gazeuses par obstacle au cours des matières.

Voyons donc si, malgré la réduction, une perforation est susceptible de s'agrandir. On peut sans hésiter répondre par l'affirmative, si l'on considère non pas la seule dimension, mais bien aussi la nature de la solution de continuité.

J'en distinguerai quatre variétés tout à fait tranchées :

1° Les perforations inflammatoires;

2° Les perforations par gangrène;

3° Les perforations mécaniques ou par pression limitée;

4° Les perforations traumatiques par instrument tranchant ou piquant, ou par traction immodérée.

Je donne le nom de perforations inflammatoires à celles qui siégent sur le corps de l'anse herniée loin du point strangulé. Elles proviennent de l'inflammation des tuniques, inflammation spontanée ou consécutive, soit à la contusion intestinale, soit à la distension extrême de l'intestin. Elles supposent toujours à mon avis une altération notable des éléments anatomiques de l'anse, altération différente de la gangrène, quoiqu'elle la précède peut-être souvent. Ces perforations peuvent manquer au moment de la kélotomie et ne s'établir qu'après la réduction. Nul doute qu'elles ne puissent s'agrandir consécutivement. L'observation de M. Bauchet le prouve au reste surabondamment.

Je n'ai besoin ni de définir la perforation qui occupe le centre ou la périphérie d'une eschare gangréneuse, ni de démontrer davantage que, si petit que soit le pertuis lorsqu'il débute, il acquerra nécessairement plus tard toute l'étendue de la portion mortifiée, et l'on sait que la réduction ne saurait arrêter d'une manière certaine l'extension de la gangrène.

On signale la mortification superficielle bornée aux tuniques séreuse et musculaire, la muqueuse restant vivante. Je ne conteste pas cette forme, mais elle me paraît bien suspecte et je désirerais vivement savoir à quels signes on peut reconnaître une limitation aussi précise sur une paroi qui n'a que quelques millimètres d'épaisseur.

Les perforations par constriction sont très-différentes des deux premières. Elles siégent au niveau du point où l'agent constricteur presse l'intestin comme le fil presse le tube artériel dans une ligature. Les tuniques sont coupées net, et les bords restent d'ordinaire très-sains à une petite distance de la section.

On admet que la division de la paroi viscérale peut marcher de dehors en dedans et de dedans en dehors, en d'autres termes, commencer par le péritoine pour finir par la muqueuse, et *vice versa*. Déjà Scarpa s'en occupait. M. Velpeau y a beaucoup insisté. Roux, Dupuytren, M. Malgaigne, tout le monde en parle.

La première variété est indiquée partout, mais je ne trouve guère d'observations précises qui en démontrent l'existence. Au contraire, rien n'est plus commun que de voir, au niveau de la rainure imprimée sur l'intestin par l'agent constricteur, la muqueuse coupée très-nettement. La musculeuse ne résiste guère mieux; seule la séreuse tient bon plus longtemps et maintient la continuité fictive du cylindre. Mais lorsqu'il n'y a plus que cette fragile barrière, la perforation proprement dite est bien prochaine et la solidité de la paroi bien compromise.

Tout le monde reconnaît que dans ce mode de section des tuniques la muqueuse et la musculeuse sont beaucoup plus largement intéressées que la séreuse.

En supposant que celle-ci ne présente qu'un pertuis extrêmement étroit, un ou deux millimètres par exemple, on se tromperait si on croyait pour cela avoir affaire à une perforation réellement très-petite. Sur la foi de ces dimensions si restreintes en apparence, reportez l'intestin dans le ventre, puis vienne la distension nécessaire du point étranglé par les matières accumulées dans le bout supérieur, la séreuse achèvera de se déchirer, et l'orifice microscopique deviendra une large brèche avec toutes ses conséquences.

Je crois ne rien exagérer et ne reproduire ici que des faits connus et observés par tout le monde. Donc, dans les trois premières variétés de perforations intestinales, il serait illusoire de se fier aux petites dimensions constatées pendant la kélotomie. Donc la valeur de ce caractère est plus que médiocre.

Restent les perforations traumatiques; si elles sont produites par une traction légère ou par un corps étranger, elles rentrent dans les catégories précédentes, car l'intestin était certainement déjà ramolli ou ulcéré partiellement. Seules, les blessures faites avec le bistouri peuvent à la rigueur conserver leur petite proportion primitive ; mais pour cela il faut admettre que l'intestin blessé n'est pas trop malade et que le contact inévitable des matières fécales avec les lèvres de la plaie n'enflammera pas et n'ulcérera pas ces dernières. Cependant, si on fait sur-le-champ une suture, on peut espérer obtenir l'occlusion de la perforation; aussi, dans ces cas, l'entérorraphie est-elle acceptable.

La réduction simple serait également autorisée, si on n'avait pas de meilleurs moyens; ces derniers existant, elle n'a plus aucune raison d'être.

Peut-être serait-ce ici le cas de présenter les résultats de l'entérorraphie, qui a rendu des services incontestables dans les cas de petites plaies intestinales, mais ceci m'éloignerait de mon sujet. Je pourrais également citer trois cas de section incomplète de l'intestin par instrument tranchant, réduite sans inconvénient (1), je m'abstiens par les mêmes motifs.

2° *L'intestin perforé ne quitte pas la région de l'anneau.* C'est une seconde espérance souvent réalisée, je le veux bien, mais il faut bien croire que ce rapport favorable fait souvent défaut, la théorie et les faits le prouvent, et j'y ajoute à l'appui cette unanimité des chirurgiens, qui prennent tous soin de fixer le viscère blessé ou malade près de la plaie extérieure, soit par le fil passé dans le mésentère ou par tout autre moyen. J'accorde que ces précautions sont le plus souvent superflues; mais enfin, si l'intestin perforé s'éloigne de l'anneau, où vous a conduit votre confiance?

3° *Formation des adhérences.* On compte sur les adhérences qui daigneront coller le point blessé au voisinage de l'anneau, circonscrire l'épanchement stercoral, s'il a lieu; conduire, enfin, avec intelligence et précision les matières fécales au dehors par le trajet de la plaie extérieure, etc.

Il est évident que dans un bon nombre de cas la lymphe plastique et l'inflammation adhésive ont bien voulu venir au secours du malade, quand le chirurgien se croisait les bras; mais il est tout aussi avéré que parfois le contraire a lieu, et par malheur rien ne peut faire prévoir les cas où la nature joindra son abstention à celle du praticien. Vous savez ce qu'il advient alors.

Supposons même que rien ne vienne troubler dans son accomplissement le travail protecteur, qu'il n'y ait ni vomissement, ni évacuation, ni déplacement intempestif de l'anse réduite. La formation des bienheureuses adhérences va s'effectuer; elle est rapide, j'en conviens, mais non toutefois instantanée; il lui faut bien pour le moins quelques heures pour compléter l'isolement de la perforation. Si court que soit ce laps de temps, qui empêche que la plaie ne donne issue à quelques parcelles de matières intestinales, à quelques bouffées de gaz méphitiques, qui s'insinueront traîtreusement dans le péritoine, et y provoqueront une inflammation formidable?

Tout porte à croire que les choses se passent quelquefois ainsi; mais, en général, on le méconnaît. Le malade succombe; à l'autopsie on trouve les adhérences bien organisées autour de l'anse blessée; on

(1) Achille Flaubert, thèse inaugurale, 1839, n° 153, p. 14.

ne reconnaît pas les matières fécales épanchées dans le péritoine ; on y voit seulement des fausses membranes et un liquide séro-purulent. On proclame que les matières intestinales ne sont pour rien dans l'explosion de la péritonite, et que celle-ci est uniquement due à l'étranglement antérieur.

Je crois qu'on a tort d'absoudre ainsi les fluides essentiellement délétères que renferme le bout supérieur, ou qu'exhalent les parties herniées, qui ont subi l'étranglement. Je crois encore que, versés même à petite dose dans le péritoine, ces fluides provoquent facilement une inflammation très-grave ; qu'en un mot, en l'absence d'épanchement stercoral appréciable à l'autopsie, on doit encore accuser la réduction d'avoir provoqué la péritonite maligne qui enlève tant d'opérés.

Voici quelques arguments en faveur de cette manière de voir. Il est généralement accepté que dans le cas de hernie purement enflammée, sans étranglement véritable, le taxis est quelquefois dangereux, parce qu'il replace dans le ventre des parties malades qui généralisent rapidement la péritonite, bornée auparavant aux viscères herniés, et en quelque sorte enkystés, si je puis ainsi dire. De même, la réduction de l'épiploon enflammé est regardée actuellement comme funeste ; aussi quelques chirurgiens en sont-ils arrivés à proscrire presque complétement cette réduction.

M. Malgaigne s'exprime fort catégoriquement dans ce sens.

Si le contact des parties enflammées est si redoutable, que penser de celui d'une eschare ? Vous savez tous que l'inoculation des liquides de la péritonite amène des accidents formidables, et que cette séreuse sécrète dans certains cas une sorte de virus aussi énergique que celui des maladies charbonneuses.

Or la réduction ne réalise-t-elle pas presque toutes les conditions essentielles de l'inoculation ? Permettez-moi de citer brièvement un cas qui m'a singulièrement impressionné, et qui m'a convaincu des propriétés extrêmement délétères de la gangrène épiploïque.

J'opère, il y a trois ans à peu près, un vieillard affecté de hernie inguinale. Je réduis l'intestin, et pour des raisons que je ne puis développer ici, je laisse au dehors l'épiploon, après avoir porté une ligature sur le point qui correspondait à l'anneau. La partie laissée dans la plaie se gangrène.

La femme de l'opéré faisait les pansements deux fois par jour. Elle est prise une nuit d'accidents très-graves : vomissements, syncope, délire, fièvre intense, douleurs très-vives dans le membre thoracique gauche et surtout dans le pouce correspondant. Elle jouissait auparavant d'une bonne santé ; elle était toutefois très-fatiguée pour avoir passé plusieurs nuits de suite au chevet de son mari. Je la vois le lendemain matin, son état général était des plus graves : œil hagard, visage couvert de sueur, langue sèche, pouls très-rapide, subdelirium continu. Le doigt était un peu tuméfié et rouge; horriblement douloureux au toucher ; les mouvements du membre étaient presque impossibles. Je découvre l'avant-bras : il est sillonné par quelques traînées lymphatiques. J'apprends alors que la veille au soir, en faisant le pansement, la pauvre vieille s'était piquée au pouce avec une épingle qui attachait les pièces d'appareil imbibées du fluide gangréneux issu de la plaie. La piqûre n'avait point saigné, mais elle avait déterminé une cuisson assez intense qui s'était dissipée quelques moments après ; c'est au bout de quelques heures et pendant le sommeil que les accidents généraux avaient éclaté. C'est à grand'peine qu'aidé de ces renseignements je puis découvrir sur le doigt la trace presque imperceptible de la piqûre.

Je portai le pronostic le plus grave. En effet, malgré la cautérisation énergique de la région blessée, les onctions mercurielles sur tout le membre, le sulfate de quinine, l'aconit, les sangsues sur le trajet des lymphatiques, etc., la pauvre femme succomba quarante heures environ après l'invasion des phénomènes d'empoisonnement.

Il n'est pas jusqu'à la sérosité contenue dans le sac qui ne possède parfois des qualités extrêmement irritantes. J'ai lu quelque part qu'elle avait déterminé dans un cas une vive irritation cutanée aux doigts du chirurgien qui avait opéré.

Tout prouve donc que l'altération des viscères abdominaux engendre des fluides très-délétères, et nous comprenons dès lors que leur contact avec la séreuse puisse provoquer une péritonite des plus graves.

Et maintenant, pourquoi se refuserait-on à admettre que les matières liquides et gazeuses contenues dans l'intestin sont susceptibles, même à très-petite dose, d'agir d'une manière aussi pernicieuse ? On sait que la bile, s'échappant en très-petite quantité par une fissure des voies biliaires, peut provoquer une péritonite foudroyante. L'intestin au-dessus de l'étranglement n'en contient-il pas ? On ne reconnaît pas dans le péritoine les matières intestinales ; quoi d'étonnant ? Une cuillerée de ces matières, mélangées au liquide séro-purulent qui baigne la séreuse, ne se peut reconnaître, et d'ailleurs, en l'absence d'épanchement liquide, les gaz intestinaux ne suffiraient-ils pas à provoquer la péritonite ?

Gély, de Nantes, qui a fait de si estimables travaux sur les sutures intestinales, reproche à un certain nombre de procédés d'entérorraphie de ne point fermer assez hermétiquement la plaie intestinale, et de laisser échapper quelques bouffées de gaz dans le péritoine, ce qu'il considère comme un accident très-fâcheux et comme une cause très-sérieuse de la péritonite (1). Or il est évident qu'une perforation très-petite pourra, avant la formation des adhérences, verser dans le péritoine quelques ondées de gaz intestinaux qui frapperont d'avance de stérilité la consolidation ultérieure de ces adhérences sur lesquelles on fonde tant d'espoir.

Et voilà, messieurs, les raisons motivées qui me font rejeter la réduction pure et simple des intestins perforés, et préférer la fixation exacte de l'anse malade à l'extérieur. L'avenir et les faits jugeront le litige en dernier ressort. Peut-être auriez-vous raison de ne point élever à la dignité d'argument scientifique un argument tout personnel; mais j'affirme que si j'avais le malheur d'avoir une hernie, qu'elle vînt à s'étrangler, que l'opération devînt nécessaire et que mon propre intestin se trouvât perforé, employant toute mon éloquence à persuader mon chirurgien, je le conjurerais de ne point refouler mon iléon dans mon péritoine. En ce qui concerne les autres, je ne puis dire ici qu'une chose, c'est que je leur ferais ce que je voudrais qui me fût fait.

Malgré la longueur de mon discours, je n'ai traité que deux points très-restreints, et je m'arrête, car votre patience s'épuiserait si je développais avec une pareille prolixité mon opinion sur les autres points en litige. Je propose, pour presque tous les cas de perforation intestinale suite d'étranglements, la formation d'un anus contre nature. Vous trouverez peut-être que c'est aller un peu loin, aussi suis-je prêt, si pareille objection m'était faite, à soutenir que non-seulement dans le cas de perforation, mais encore dans celui d'altération notable de l'intestin, on abuse de la réduction. C'est là suivant moi une des causes de l'effrayante mortalité qui suit la kélotomie pratiquée dans les cas graves. Je vous ramènerais peut-être à mon opinion, si je vous traçais les avantages de la fixation de l'intestin au dehors, comparativement à ceux de la réduction, lorsque l'étranglement est ancien et que les viscères sont profondément malades. Tout en donnant la préférence à la formation de l'anus contre nature, j'aurais à examiner les nombreux procédés usités pour obtenir ce résultat, et je vous montrerais que bon nombre d'entre eux doivent être

(1) *Annales de la chirurgie française et étrangère*, t. XII, p. 437.

rejetés comme insuffisants et peu sûrs, sinon dangereux. Ces procédés défectueux ont suivant moi compromis gravement la méthode générale, qui gagnera beaucoup à leur abandon. Je pose ici des prémisses que je développerais volontiers si la discussion se prolongeait encore.